This Planner belongs to

_____

_____

2021

January

Mon	Tue	Wed	Thu	Fri	Sat	Sun
				1	2	3
4	5	6	7	8	9	10
11	12	13	14	15	16	17
18	19	20	21	22	23	24
25	26	27	28	29	30	31

February

Mon	Tue	Wed	Thu	Fri	Sat	Sun
1	2	3	4	5	6	7
8	9	10	11	12	13	14
15	16	17	18	19	20	21
22	23	24	25	26	27	28

March

Mon	Tue	Wed	Thu	Fri	Sat	Sun
1	2	3	4	5	6	7
8	9	10	11	12	13	14
15	16	17	18	19	20	21
22	23	24	25	26	27	28
29	30	31				

April

Mon	Tue	Wed	Thu	Fri	Sat	Sun
			1	2	3	4
5	6	7	8	9	10	11
12	13	14	15	16	17	18
19	20	21	22	23	24	25
26	27	28	29	30		

May

Mon	Tue	Wed	Thu	Fri	Sat	Sun
					1	2
3	4	5	6	7	8	9
10	11	12	13	14	15	16
17	18	19	20	21	22	23
24/31	25	26	27	28	29	30

June

Mon	Tue	Wed	Thu	Fri	Sat	Sun
	1	2	3	4	5	6
7	8	9	10	11	12	13
14	15	16	17	18	19	20
21	22	23	24	25	26	27
28	29	30				

2021

July

Mon	Tue	Wed	Thu	Fri	Sat	Sun
			1	2	3	4
5	6	7	8	9	10	11
12	13	14	15	16	17	18
19	20	21	22	23	24	25
26	27	28	29	30	31	

August

Mon	Tue	Wed	Thu	Fri	Sat	Sun
						1
2	3	4	5	6	7	8
9	10	11	12	13	14	15
16	17	18	19	20	21	22
23/30	24/31	25	26	27	28	29

September

Mon	Tue	Wed	Thu	Fri	Sat	Sun
		1	2	3	4	5
6	7	8	9	10	11	12
13	14	15	16	17	18	19
20	21	22	23	24	25	26
27	28	29	30			

October

Mon	Tue	Wed	Thu	Fri	Sat	Sun
				1	2	3
4	5	6	7	8	9	10
11	12	13	14	15	16	17
18	19	20	21	22	23	24
25	26	27	28	29	30	31

November

Mon	Tue	Wed	Thu	Fri	Sat	Sun
1	2	3	4	5	6	7
8	9	10	11	12	13	14
15	16	17	18	19	20	21
22	23	24	25	26	27	28
29	30					

December

Mon	Tue	Wed	Thu	Fri	Sat	Sun
		1	2	3	4	5
6	7	8	9	10	11	12
13	14	15	16	17	18	19
20	21	22	23	24	25	26
27	28	29	30	31		

January

Monday	Tuesday	Wednesday	Thursday
4	5	6	7
11	12	13	14
17	18	19	20
24	25	26	27
31			

Top Priorities

2021

Friday	Saturday	Sunday	Notes
	1	2	3
	8	9	10
	14	15	16
	21	22	23
	28	29	30

Goals

Personal

Business

February

Monday	Tuesday	Wednesday	Thursday
1	2	3	4
8	9	10	11
15	16	17	18
22	23	24	25

Top Priorities

2021

Friday	Saturday	Sunday
	5	6	7
	12	13	14
	19	20	21
	26	27	28

Notes

Goals

Personal	Business

March

Monday	Tuesday	Wednesday	Thursday
1	2	3	4
8	9	10	11
15	16	17	18
22	23	24	25
29	30	31	

Top Priorities

2021

Friday	Saturday	Sunday	Notes
	5	6	7
	12	13	14
	19	20	21
	26	27	28

Goals

Personal	Business

April

Monday	Tuesday	Wednesday	Thursday
			1
5	6	7	8
12	13	14	15
19	29	21	22
26	27	28	29

Top Priorities

2021

Friday	Saturday	Sunday	Notes
	2	3	4
	9	10	11
	16	17	18
	23	24	25
	30		

Goals

Personal	Business

May

Monday	Tuesday	Wednesday	Thursday
3	4	5	6
10	11	12	13
17	18	19	20
24	25	26	27
31			

Top Priorities

2021

Friday	Saturday	Sunday	Notes
	1	2	
7	8	9	
14	15	16	
21	22	23	
28	29	30	

Goals

Personal	Business

June

Monday	Tuesday	Wednesday	Thursday
		1	2	3
	7	8	9	10
	14	15	16	17
	21	22	23	24
	28	29	30	

Top Priorities

2021

Friday	Saturday	Sunday	Notes
	4	5	6
	11	12	13
	18	19	20
	25	26	27

Goals

Personal	Business

July

Monday	Tuesday	Wednesday	Thursday
			1
5	6	7	8
12	13	14	15
19	20	21	22
26	27	28	29

Top Priorities

2021

Friday	Saturday	Sunday	Notes
	2	3	4
	9	10	11
	16	17	18
	23	24	25
	30	31	

Goals

Personal

Business

August

Monday	Tuesday	Wednesday	Thursday
2	3	4	5
9	10	11	12
16	17	18	19
23	24	25	26
30	31		

Top Priorities

2021

Friday	Saturday	Sunday	Notes
		1	
6	7	8	
13	14	15	
20	21	22	
27	28	29	

Goals

Personal	Business

September

Monday	Tuesday	Wednesday	Thursday
		1	2
6	7	8	9
13	14	15	16
20	21	22	23
27	28	29	30

Top Priorities

2021

Friday	Saturday	Sunday	Notes
3	4	5	
10	11	12	
17	18	19	
24	25	26	

Goals

Personal	Business

October

Monday	Tuesday	Wednesday	Thursday
4	5	6	7
11	12	13	14
18	19	20	21
25	26	27	28

Top Priorities

2021

Friday	Saturday	Sunday	Notes
	1	2	3
	8	9	10
	15	16	17
	22	23	24
	29	30	31

Goals

Personal	Business

November

Monday	Tuesday	Wednesday	Thursday
1	2	3	4
8	9	10	11
15	16	17	18
22	23	24	25
29	30		

Top Priorities

2021

Friday	Saturday	Sunday	Notes
	5	6	7
	12	13	14
	19	20	21
	26	27	28

Goals

Personal	Business

December

Monday	Tuesday	Wednesday	Thursday
		1	2
6	7	8	9
13	14	15	16
20	21	22	23
27	28	29	30

Top Priorities

2021

Friday	Saturday	Sunday	Notes
	3	4	5
	10	11	12
	17	18	19
	24	25	26
	31		

Goals

Personal	Business

2022

January

Mon	Tue	Wed	Thu	Fri	Sat	Sun
					1	2
3	4	5	6	7	8	9
10	11	12	13	14	15	16
17	18	19	20	21	22	23
24/31	25	26	27	28	29	30

February

Mon	Tue	Wed	Thu	Fri	Sat	Sun
	1	2	3	4	5	6
7	8	9	10	11	12	13
14	15	16	17	18	19	20
21	22	23	24	25	26	27
28						

March

Mon	Tue	Wed	Thu	Fri	Sat	Sun
	1	2	3	4	5	6
7	8	9	10	11	12	13
14	15	16	17	18	19	20
21	22	23	24	25	26	27
28	29	30	31			

April

Mon	Tue	Wed	Thu	Fri	Sat	Sun
				1	2	3
4	5	6	7	8	9	10
11	12	13	14	15	16	17
18	19	20	21	22	23	24
25	26	27	28	29	30	

May

Mon	Tue	Wed	Thu	Fri	Sat	Sun
						1
2	3	4	5	6	7	8
9	10	11	12	13	14	15
16	17	18	19	20	21	22
23/30	24/31	25	26	27	28	29

June

Mon	Tue	Wed	Thu	Fri	Sat	Sun
		1	2	3	4	5
6	7	8	9	10	11	12
13	14	15	16	17	18	19
20	21	22	23	24	25	26
27	28	29	30			

2022

July

Mon	Tue	Wed	Thu	Fri	Sat	Sun
				1	2	3
4	5	6	7	8	9	10
11	12	13	14	15	16	17
18	19	20	21	22	23	24
25	26	27	28	29	30	31

August

Mon	Tue	Wed	Thu	Fri	Sat	Sun
1	2	3	4	5	6	7
8	9	10	11	12	13	14
15	16	17	18	19	20	21
22	23	24	25	26	27	28
29	30	31				

September

Mon	Tue	Wed	Thu	Fri	Sat	Sun
			1	2	3	4
5	6	7	8	9	10	11
12	13	14	15	16	17	18
19	20	21	22	23	24	25
26	27	28	29	30		

October

Mon	Tue	Wed	Thu	Fri	Sat	Sun
					1	2
3	4	5	6	7	8	9
10	11	12	13	14	15	16
17	18	19	20	21	22	23
24/31	25	26	27	28	29	30

November

Mon	Tue	Wed	Thu	Fri	Sat	Sun
	1	2	3	4	5	6
7	8	9	10	11	12	13
14	15	16	17	18	19	20
21	22	23	24	25	26	27
28	29	30				

December

Mon	Tue	Wed	Thu	Fri	Sat	Sun
			1	2	3	4
5	6	7	8	9	10	11
12	13	14	15	16	17	18
19	20	21	22	23	24	25
26	27	28	29	30	31	

January

Monday	Tuesday	Wednesday	Thursday
3	4	5	6
10	11	12	13
17	18	19	20
24	25	26	27
31			

Top Priorities

2022

Friday	Saturday	Sunday	Notes
	1	2	
7	8	9	
14	15	16	
21	22	23	
28	29	30	

Goals

Personal	Business

February

Monday	Tuesday	Wednesday	Thursday
	1	2	3
7	8	9	10
14	15	16	17
21	22	23	24
28			

Top Priorities

2022

Friday	Saturday	Sunday	Notes
4	5	6	
11	12	13	
18	19	20	
25	26	27	

Goals

Personal | Business

March

Monday	Tuesday	Wednesday	Thursday
	1	2	3
7	8	9	10
14	15	16	17
21	22	23	24
28	29	30	31

Top Priorities

2022

Friday	Saturday	Sunday	Notes
	4	5	6	
11	12	13	
18	19	20	
25	26	27	

Goals

Personal	Business

April

Monday	Tuesday	Wednesday	Thursday
4	5	6	7
11	12	13	14
18	19	20	21
25	26	27	28

Top Priorities

2022

Friday	Saturday	Sunday	Notes
	1	2	3
	8	9	10
	15	16	17
	22	23	24
	29	30	

Goals

Personal	Business

May

Monday	Tuesday	Wednesday	Thursday
2	3	4	5
9	10	11	12
16	17	18	19
23	24	25	26
30	31		

Top Priorities

2022

Friday	Saturday	Sunday	Notes
		1	
6	7	8	
13	14	15	
20	21	22	
27	28	29	

Goals

Personal	Business

June

Monday	Tuesday	Wednesday	Thursday
		1	2
6	7	8	9
13	14	15	16
20	21	22	23
27	28	29	30

Top Priorities

2022

Friday	Saturday	Sunday	Notes
3	4	5	
10	11	12	
17	18	19	
24	25	26	

Goals

Personal	Business

July

Monday	Tuesday	Wednesday	Thursday
4	5	6	7
11	12	13	14
18	19	20	21
25	26	27	28

Top Priorities

2022

Friday	Saturday	Sunday	Notes
	1	2	3
	8	9	10
	15	16	17
	22	23	24
	29	30	31

Goals

Personal	Business

August

Monday	Tuesday	Wednesday	Thursday
1	2	3	4
8	9	10	11
15	16	17	18
22	23	24	25
29	30	31	

Top Priorities

2022

Friday	Saturday	Sunday	Notes
5	6	7	
12	13	14	
19	20	21	
26	27	28	

Goals

Personal | **Business**

September

Monday	Tuesday	Wednesday	Thursday
			1
5	6	7	8
12	13	14	15
19	20	21	22
26	27	28	29

Top Priorities

2022

Friday	Saturday	Sunday	Notes
	2	3	4
	9	10	11
	16	17	18
	23	24	25
	30		

Goals

Personal	Business

October

Monday	Tuesday	Wednesday	Thursday
3	4	5	6
10	11	12	13
17	18	19	20
24	25	26	27
31			

Top Priorities

2022

Friday	Saturday	Sunday	Notes
		1	2
	7	8	9
	14	15	16
	21	22	23
	28	29	30

Goals

Personal	Business

November

Monday	Tuesday	Wednesday	Thursday
	1	2	3
7	8	9	10
14	15	16	17
21	22	23	24
28	29	30	

Top Priorities

2022

Friday	Saturday	Sunday	Notes
4	5	6	
11	12	13	
18	19	20	
25	26	27	

Goals

Personal	Business

December

Monday	Tuesday	Wednesday	Thursday
			1
5	6	7	8
12	13	14	15
19	20	21	22
26	27	28	29

Top Priorities

2022

Friday	Saturday	Sunday	Notes
	2	3	4
	9	10	11
	16	17	18
	23	24	25
	30	31	

Goals

Personal | **Business**

2023

January

Mon	Tue	Wed	Thu	Fri	Sat	Sun
						1
2	3	4	5	6	7	8
9	10	11	12	13	14	15
16	17	18	19	20	21	22
23/30	24/31	25	26	27	28	29

February

Mon	Tue	Wed	Thu	Fri	Sat	Sun
		1	2	3	4	5
6	7	8	9	10	11	12
13	14	15	16	17	18	19
20	21	22	23	24	25	26
27	28					

March

Mon	Tue	Wed	Thu	Fri	Sat	Sun
		1	2	3	4	5
6	7	8	9	10	11	12
13	14	15	16	17	18	19
20	21	22	23	24	25	26
27	28	29	30	31		

April

Mon	Tue	Wed	Thu	Fri	Sat	Sun
					1	2
3	4	5	6	7	8	9
10	11	12	13	14	15	16
17	18	19	20	21	22	23
24	25	26	27	28	29	30

May

Mon	Tue	Wed	Thu	Fri	Sat	Sun
1	2	3	4	5	6	7
8	9	10	11	12	13	14
15	16	17	18	19	20	21
22	23	24	25	26	27	28
29	30	31				

June

Mon	Tue	Wed	Thu	Fri	Sat	Sun
			1	2	3	4
5	6	7	8	9	10	11
12	13	14	15	16	17	18
19	20	21	22	23	24	25
26	27	28	29	30		

2023

July

Mon	Tue	Wed	Thu	Fri	Sat	Sun
					1	2
3	4	5	6	7	8	9
10	11	12	13	14	15	16
17	18	19	20	21	22	23
24/31	25	26	27	28	29	30

August

Mon	Tue	Wed	Thu	Fri	Sat	Sun
	1	2	3	4	5	6
7	8	9	10	11	12	13
14	15	16	17	18	19	20
21	22	23	24	25	26	27
28	29	30	31			

September

Mon	Tue	Wed	Thu	Fri	Sat	Sun
				1	2	3
4	5	6	7	8	9	10
11	12	13	14	15	16	17
18	19	20	21	22	23	24
25	26	27	28	29	30	

October

Mon	Tue	Wed	Thu	Fri	Sat	Sun
						1
2	3	4	5	6	7	8
9	10	11	12	13	14	15
16	17	18	19	20	21	22
23/30	24/31	25	26	27	28	29

November

Mon	Tue	Wed	Thu	Fri	Sat	Sun
		1	2	3	4	5
6	7	8	9	10	11	12
13	14	15	16	17	18	19
20	21	22	23	24	25	26
27	28	29	30			

December

Mon	Tue	Wed	Thu	Fri	Sat	Sun
				1	2	3
4	5	6	7	8	9	10
11	12	13	14	15	16	17
18	19	20	21	22	23	24
25	26	27	28	29	30	31

January

Monday	Tuesday	Wednesday	Thursday
2	3	4	5
9	10	11	12
16	17	18	19
23	24	25	26
30	31		

Top Priorities

2023

Friday	Saturday	Sunday	Notes
		1	
6	7	8	
13	14	15	
20	21	22	
27	28	29	

Goals

Personal	Business

February

Monday	Tuesday	Wednesday	Thursday
		1	2
6	7	8	9
13	14	15	16
20	21	22	23
27	28		

Top Priorities

2023

Friday	Saturday	Sunday	Notes
	3	4	
10	11	12	
17	18	19	
24	25	26	

Goals

Personal	Business

March

Monday	Tuesday	Wednesday	Thursday
		1	2
6	7	8	9
13	14	15	16
20	21	22	23
27	28	29	30

Top Priorities

2023

Friday	Saturday	Sunday	Notes
3	4	5	
10	11	12	
17	18	19	
24	25	26	
31			

Goals

Personal	Business

April

Monday	Tuesday	Wednesday	Thursday
3	4	5	6
10	11	12	13
17	18	19	20
24	25	26	27

Top Priorities

2023

Friday	Saturday	Sunday	Notes
	1	2	
7	8	9	
14	15	16	
21	22	23	
28	29	30	

Goals

Personal	Business

May

Monday	Tuesday	Wednesday	Thursday
1	2	3	4
8	9	10	11
15	16	17	18
22	23	24	25
29	30	31	

Top Priorities

2023

Friday	Saturday	Sunday	Notes
	5	6	7
	12	13	14
	19	20	21
	26	27	28

Goals

Personal	Business

June

Monday	Tuesday	Wednesday	Thursday
			1
5	6	7	8
12	13	14	15
19	20	21	22
26	27	28	29

Top Priorities

2023

Friday	Saturday	Sunday	Notes
	2	3	4
	9	10	11
	16	17	18
	23	24	25
	30		

Goals

Personal	Business

July

Monday	Tuesday	Wednesday	Thursday
3	4	5	6
10	11	12	13
17	18	19	20
24	25	26	27
31			

Top Priorities

2023

Friday	Saturday	Sunday	Notes
	1	2	
7	8	9	
14	15	16	
21	22	23	
28	29	30	

Goals

Personal	Business

August

Monday	Tuesday	Wednesday	Thursday
	1	2	3
7	8	9	10
14	15	16	17
21	22	23	24
28	29	30	31

Top Priorities

2023

Friday	Saturday	Sunday	Notes
4	5	6	
11	12	13	
18	19	20	
25	26	27	

Goals

Personal	Business

September

Monday	Tuesday	Wednesday	Thursday
4	5	6	7
11	12	13	14
18	19	20	21
25	26	27	28

Top Priorities

2023

Friday	Saturday	Sunday	Notes
	1	2	3	
	8	9	10	
	15	16	17	
	22	23	24	
	29	30		

Goals

Personal | **Business**

October

Monday	Tuesday	Wednesday	Thursday
2	3	4	5
9	10	11	12
16	17	18	19
23	24	25	26
30	31		

Top Priorities

2023

Friday	Saturday	Sunday	Notes
		1	
	6	7	8	
13	14	15	
20	21	22	
27	28	29	

Goals

Personal	Business

November

Monday	Tuesday	Wednesday	Thursday
		1	2
6	7	8	9
13	14	15	16
20	21	22	23
27	28	29	30

Top Priorities

2023

Friday	Saturday	Sunday	Notes
	3	4	5
	10	11	12
	17	18	19
	24	25	26

Goals

Personal	Business

December

Monday	Tuesday	Wednesday	Thursday
4	5	6	7
11	12	13	14
18	19	20	21
25	26	27	28

Top Priorities

2023

Friday	Saturday	Sunday	Notes
	1	2	3	
	8	9	10	
	15	16	17	
	22	23	24	
	29	30	31	

Goals

Personal	Business

2024

January

Mon	Tue	Wed	Thu	Fri	Sat	Sun
1	2	3	4	5	6	7
8	9	10	11	12	13	14
15	16	17	18	19	20	21
22	23	24	25	26	27	28
29	30	31				

February

Mon	Tue	Wed	Thu	Fri	Sat	Sun
			1	2	3	4
5	6	7	8	9	10	11
12	13	14	15	16	17	18
19	20	21	22	23	24	25
26	27	28	29			

March

Mon	Tue	Wed	Thu	Fri	Sat	Sun
				1	2	3
4	5	6	7	8	9	10
11	12	13	14	15	16	17
18	19	20	21	22	23	24
25	26	27	28	29	30	31

April

Mon	Tue	Wed	Thu	Fri	Sat	Sun
1	2	3	4	5	6	7
8	9	10	11	12	13	14
15	16	17	18	19	20	21
22	23	24	25	26	27	28
29	30					

May

Mon	Tue	Wed	Thu	Fri	Sat	Sun
		1	2	3	4	5
6	7	8	9	10	11	12
13	14	15	16	17	18	19
20	21	22	23	24	25	26
27	28	29	30	31		

June

Mon	Tue	Wed	Thu	Fri	Sat	Sun
					1	2
3	4	5	6	7	8	9
10	11	12	13	14	15	16
17	18	19	20	21	22	23
24	25	26	27	28	29	30

2024

July

Mon	Tue	Wed	Thu	Fri	Sat	Sun
1	2	3	4	5	6	7
8	9	10	11	12	13	14
15	16	17	18	19	20	21
22	23	24	25	26	27	28
29	30	31				

August

Mon	Tue	Wed	Thu	Fri	Sat	Sun
			1	2	3	4
5	6	7	8	9	10	11
12	13	14	15	16	17	18
19	20	21	22	23	24	25
26	27	28	29	30	31	

September

Mon	Tue	Wed	Thu	Fri	Sat	Sun
						1
2	3	4	5	6	7	8
9	10	11	12	13	14	15
16	17	18	19	20	21	22
23/30	24	25	26	27	28	29

October

Mon	Tue	Wed	Thu	Fri	Sat	Sun
	1	2	3	4	5	6
7	8	9	10	11	12	13
14	15	16	17	18	19	20
21	22	23	24	25	26	27
28	29	30	31			

November

Mon	Tue	Wed	Thu	Fri	Sat	Sun
				1	2	3
4	5	6	7	8	9	10
11	12	13	14	15	16	17
18	19	20	21	22	23	24
25	26	27	28	29	30	

December

Mon	Tue	Wed	Thu	Fri	Sat	Sun
						1
2	3	4	5	6	7	8
9	10	11	12	13	14	15
16	17	18	19	20	21	22
23/30	24/31	25	26	27	28	29

January

Monday	Tuesday	Wednesday	Thursday
1	2	3	4
8	9	10	11
15	16	17	18
22	23	24	25
29	30	31	

Top Priorities

2024

Friday	Saturday	Sunday	Notes
5	6	7	
12	13	14	
19	20	21	
26	27	28	

Goals

Personal	Business

February

Monday	Tuesday	Wednesday	Thursday
			1
5	6	7	8
12	13	14	15
19	20	21	22
26	27	28	29

Top Priorities

2024

Friday	Saturday	Sunday	Notes
	2	3	4
	9	10	11
	16	17	18
	23	24	25

Goals

Personal	Business

March

Monday	Tuesday	Wednesday	Thursday
4	5	6	7
11	12	13	14
18	19	20	21
25	26	27	28

Top Priorities

2024

Friday	Saturday	Sunday	Notes
	1	2	3
	8	9	10
	15	16	17
	22	23	24
	29	30	31

Goals

Personal	Business

April

Monday	Tuesday	Wednesday	Thursday
1	2	3	4
8	9	10	11
15	16	17	18
22	23	24	25
29	30		

Top Priorities

2024

Friday	Saturday	Sunday	Notes
	5	6	7	
	12	13	14	
	19	20	21	
	26	27	28	

Goals

Personal	Business

May

Monday	Tuesday	Wednesday	Thursday
		1	2
6	7	8	9
13	14	15	16
20	21	22	23
27	28	29	30

Top Priorities

2024

Friday	Saturday	Sunday	Notes
	3	4	5
	10	11	12
	17	18	19
	24	25	26
	31		

Goals

Personal	Business

June

Monday	Tuesday	Wednesday	Thursday
3	4	5	6
10	11	12	13
17	18	19	20
24	25	26	27

Top Priorities

2024

Friday	Saturday	Sunday	Notes
	1	2	
7	8	9	
14	15	16	
21	22	23	
28	29	30	

Goals

Personal	Business

July

Monday	Tuesday	Wednesday	Thursday
1	2	3	4
8	9	10	11
15	16	17	18
22	23	24	25
29	30	31	

Top Priorities

2024

Friday	Saturday	Sunday	Notes
	5	6	7
	12	13	14
	19	20	21
	26	27	28

Goals

Personal	Business

August

Monday	Tuesday	Wednesday	Thursday
			1
5	6	7	8
12	13	14	15
19	20	21	22
26	27	28	29

Top Priorities

2024

Friday	Saturday	Sunday	Notes
	2	3	4
	9	10	11
	16	17	18
	23	24	25
	30	31	

Goals

Personal	Business

September

Monday	Tuesday	Wednesday	Thursday
2	3	4	5
9	10	11	12
16	17	18	19
23	23	25	26
30			

Top Priorities

2024

Friday	Saturday	Sunday	Notes
		1	
6	7	8	
13	14	15	
20	21	22	
27	28	29	

Goals

Personal	Business

October

Monday	Tuesday	Wednesday	Thursday
	1	2	3
7	8	9	10
14	15	16	17
21	22	23	24
28	29	30	31

Top Priorities

2024

Friday	Saturday	Sunday	Notes
4	5	6	
11	12	13	
18	19	20	
25	26	27	

Goals

Personal	Business

November

Monday	Tuesday	Wednesday	Thursday
4	5	6	7
11	12	13	14
18	19	20	21
25	26	27	28

Top Priorities

2024

Friday	Saturday	Sunday	Notes
	1	2	3
	8	9	10
	15	16	17
	22	23	24
	29	30	

Goals

Personal	Business

December

Monday	Tuesday	Wednesday	Thursday
2	3	4	5
9	10	11	12
16	17	18	19
23	24	25	26
30	31		

Top Priorities

2024

Friday	Saturday	Sunday	Notes
		1	
6	7	8	
13	14	15	
20	21	22	
27	28	29	

Goals

Personal	Business

2025

January

Mon	Tue	Wed	Thu	Fri	Sat	Sun
		1	2	3	4	5
6	7	8	9	10	11	12
13	14	15	16	17	18	19
20	21	22	23	24	25	26
27	28	29	30	31		

February

Mon	Tue	Wed	Thu	Fri	Sat	Sun
					1	2
3	4	5	6	7	8	9
10	11	12	13	14	15	16
17	18	19	20	21	22	23
24	25	26	27	28		

March

Mon	Tue	Wed	Thu	Fri	Sat	Sun
					1	2
3	4	5	6	7	8	9
10	11	12	13	14	15	16
17	18	19	20	21	22	23
24/31	25	26	27	28	29	30

April

Mon	Tue	Wed	Thu	Fri	Sat	Sun
	1	2	3	4	5	6
7	8	9	10	11	12	13
14	15	16	17	18	19	20
21	22	23	24	25	26	27
28	29	30				

May

Mon	Tue	Wed	Thu	Fri	Sat	Sun
			1	2	3	4
5	6	7	8	9	10	11
12	13	14	15	16	17	18
19	20	21	22	23	24	25
26	27	28	29	30	31	

June

Mon	Tue	Wed	Thu	Fri	Sat	Sun
						1
2	3	4	5	6	7	8
9	10	11	12	13	14	15
16	17	18	19	20	21	22
23/30	24	25	26	27	28	29

2025

July

Mon	Tue	Wed	Thu	Fri	Sat	Sun
	1	2	3	4	5	6
7	8	9	10	11	12	13
14	15	16	17	18	19	20
21	22	23	24	25	26	27
28	29	30	31			

August

Mon	Tue	Wed	Thu	Fri	Sat	Sun
	1	2	3	4	5	6
7	8	9	10	11	12	13
14	15	16	17	18	19	20
21	22	23	24	25	26	27
28	29	30	31			

September

Mon	Tue	Wed	Thu	Fri	Sat	Sun
1	2	3	4	5	6	7
8	9	10	11	12	13	14
15	16	17	18	19	20	21
22	23	24	25	26	27	28
29	30					

October

Mon	Tue	Wed	Thu	Fri	Sat	Sun
		1	2	3	4	5
6	7	8	9	10	11	12
13	14	15	16	17	18	19
20	21	22	23	24	25	26
27	28	29	30	31		

November

Mon	Tue	Wed	Thu	Fri	Sat	Sun
					1	2
3	4	5	6	7	8	9
10	11	12	13	14	15	16
17	18	19	20	21	22	23
24	25	26	27	28	29	30

December

Mon	Tue	Wed	Thu	Fri	Sat	Sun
1	2	3	4	5	6	7
8	9	10	11	12	13	14
15	16	17	18	19	20	21
22	23	24	25	26	27	28
29	30	31				

January

Monday	Tuesday	Wednesday	Thursday
		1	2
6	7	8	9
13	14	15	16
20	21	22	23
27	28	29	30

Top Priorities

2025

Friday	Saturday	Sunday	Notes
	3	4	5
	10	11	12
	17	18	19
	24	25	26
	31		

Goals

Personal	Business

February

Monday	Tuesday	Wednesday	Thursday
	3	4	5	6
	10	11	12	13
	17	18	19	20
	24	25	26	27

Top Priorities

2025

Friday	Saturday	Sunday	Notes
	1	2	
7	8	9	
14	15	16	
21	22	23	
28			

Goals

Personal	Business

March

Monday	Tuesday	Wednesday	Thursday
3	4	5	6
10	11	12	13
17	18	19	20
24	25	26	27
31			

Top Priorities

2025

Friday	Saturday	Sunday	Notes
	1	2	
7	8	9	
14	15	16	
21	22	23	
28	29	30	

Goals

Personal	Business

April

Monday	Tuesday	Wednesday	Thursday
	1	2	3
7	8	9	10
14	15	16	17
21	22	23	24
28	29	30	

Top Priorities

2025

Friday	Saturday	Sunday	Notes
4	5	6	
11	12	13	
18	19	20	
25	26	27	

Goals

Personal	Business

May

Monday	Tuesday	Wednesday	Thursday
			1
5	6	7	8
12	13	14	15
19	20	21	22
26	27	28	29

Top Priorities

2025

Friday	Saturday	Sunday	Notes
	2	3	4
	9	10	11
	16	17	18
	23	24	25
	30	31	

Goals

Personal	Business

June

Monday	Tuesday	Wednesday	Thursday
2	3	4	5
9	10	11	12
16	17	18	19
23	24	25	26
30			

Top Priorities

2025

Friday	Saturday	Sunday	Notes
		1	
6	7	8	
13	14	15	
20	21	22	
27	28	29	

Goals

Personal	Business

July

Monday	Tuesday	Wednesday	Thursday
	1	2	3
7	8	9	10
14	15	16	17
21	22	23	24
28	29	30	31

Top Priorities

2025

Friday	Saturday	Sunday	Notes
	4	5	6
11	12	13	
18	19	20	
25	26	27	

Goals

Personal	Business

August

Monday	Tuesday	Wednesday	Thursday
4	5	6	7
11	12	13	14
18	19	20	21
25	26	27	28

Top Priorities

2025

Friday	Saturday	Sunday	Notes
	1	2	3
	8	9	10
	15	16	17
	22	23	24
	29	30	31

Goals

Personal	Business

September

Monday	Tuesday	Wednesday	Thursday
1	2	3	4
8	9	10	11
15	16	17	18
22	23	24	25
29	30		

Top Priorities

2025

Friday	Saturday	Sunday
5	6	7
12	13	14
19	20	21
26	27	28

Notes

Goals

Personal	Business

October

Monday	Tuesday	Wednesday	Thursday
		1	2
6	7	8	9
13	14	15	16
20	21	22	23
27	28	29	30

Top Priorities

2025

Friday	Saturday	Sunday	Notes
3	4	5	
10	11	12	
17	18	19	
24	25	26	
31			

Goals

Personal	Business

November

Monday	Tuesday	Wednesday	Thursday
3	4	5	6
10	11	12	13
17	18	19	20
24	25	26	27

Top Priorities

2025

Friday	Saturday	Sunday	Notes
	1	2	
7	8	9	
14	15	16	
21	22	23	
28	29	30	

Goals

Personal	Business

December

Monday	Tuesday	Wednesday	Thursday
1	2	3	4
8	9	10	11
15	16	17	18
22	23	24	25
29	30	31	

Top Priorities

2025

Friday	Saturday	Sunday	Notes
	5	6	7
	12	13	14
	19	20	21
	26	27	28

Goals

Personal | **Business**

Notes

Notes

Notes

Notes